$T_d^{38} \cdot \imath\varsigma$

RECHERCHES

sur

QUELQUES MALADIES

DES FILEUSES DE SOIE;

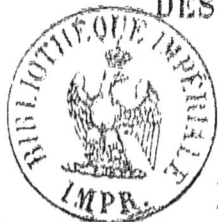

par

L. DUFFOURS,

Docteur en médecine, Médecin du Bureau de bienfaisance de
Montpellier; Membre titulaire de la Société de Médecine
et de Chirurgie pratique de la même ville; ancien Chef
de Clinique médicale à la Faculté de médecine;
ancien Membre de la Commission de
salubrité des écoles de la ville.

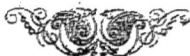

MONTPELLIER,

TYPOGRAPHIE DE PIERRE GROLLIER, RUE DES TONDEURS, 9.

1853.

RECHERCHES

SUR

QUELQUES MALADIES

DES FILEUSES DE SOIE.

~~~⌒⌒⌒⌒∪∩∩⌒⌒~~~

I.

L'INDUSTRIE du filage (1) de la soie, si intéressante à étudier sous plusieurs rapports, ne saurait être indifférente au médecin ; car elle peut, par une foule de circonstances qui s'y rattachent, soit directement, soit indirectement, avoir la plus grande influence sur la santé des individus qu'elle occupe. Appelé, pendant mon séjour dans une ville presqu'entièrement séricicole, à donner mes soins à des fileuses (2), j'ai été à même d'observer

---

(1) J'ai adopté le mot *filage*, quoique M. Villermé le trouve impropre, parce qu'il est plus usuel.

(2) Si l'on désire connaître la part pour laquelle les 20 filatures de Ganges entrent dans le produit de la soie,

certains faits, de recueillir quelques renseignements assez intéressants, il me semble, pour que
je les consigne dans ces quelques pages.

Ramazzini, qui a étudié les maladies qui se produisent sous l'influence d'un si grand nombre de
professions, dans son admirable *Traité des maladies des artisans*, se tait sur les fileuses de soie,
quoiqu'il en dise assez pour faire voir que cette industrie lui était connue. En effet, en parlant des
cardeurs de cocons de vers à soie (genre de travail
bien différent de celui qui nous occupe, puisqu'on
n'y emploie que les débris de filature pour produire
de la filoselle), il dit : *Etenim dum bombycum fol-
liculi, aqua calente macerati, à nostris mulieribus
evolvuntur, et in tenuissima fila super alabra
explicantur, ab hoc opere filamenta quædam crassa
supersunt, quibus portiones aliquæ de bombycum
cadaveribus permixtæ sunt, etc.* (1). Je vais
tâcher, quoique d'une manière qui sera certaine-

---

il faut porter cette part à 2,305,452 fr. Le nombre des
ouvriers fileurs dans cette ville est de 1270, savoir : 95
hommes dont le salaire est en terme moyen de 2 f. 25 c. ;
le nombre des fileuses est de 1135 qu'on paye à raison
de 0, 90 c. à 1 fr. 50 c. par jour, et celui des enfants
est de 40 payés de 0, 75 c. à 0, 90 c. (*).

(1) *De morbis artificum*, chap. XXVI.

(*) Eug. Thomas. *Annuaire du département de l'Hérault*, 1849,
p. 40.

ment bien imparfaite , de suppléer au silence dans lequel s'est tenu cet observateur remarquable.

Les seuls auteurs que j'aie pu consulter sur le sujet qui m'occupe , sont Vincent et Baumes, qui, dans leur *Topographie de la ville de Nîmes*, ont consacré un chapitre aux fileuses de soie (1). Mais les progrès de l'industrie ont tellement changé la manière d'être des filatures , que beaucoup de leurs observations , vraies dans un autre temps, n'ont plus la même valeur de nos jours. On peut d'ailleurs les accuser, même pour l'époque où elles ont été faites, d'un peu d'exagération. Plus récemment, M. Villermé (2), qui s'est occupé des ouvriers employés à l'industrie de la soie ; mais il n'entre dans aucune espèce de détail sur les maladies des fileuses. Enfin, M. Potton, médecin de l'Antiquaille , à Lyon, qui a décrit , dans un mémoire envoyé en 1852 à l'Académie Impériale de médecine, une maladie particulière aux fileuses. J'aurai plus tard à parler de ce mémoire.

Le vers à soie, après avoir parcouru les quelques jours de son éphémère existence, tisse le tombeau dans lequel il va s'ensevelir pour en sortir papillon. On le voit triste et inquiet chercher l'endroit où il pourra s'établir en sûreté. A

_____

(1) Page 498.

(2) *Annales d'hygiène publique*, année 1839, t. XXI, page 389.

peine l'a-t-il trouvé, qu'il bâtit la charpente de
son édifice, si je puis ainsi parler, il jette çà et
là, sans ordre et comme au hasard, quelques fils
grossiers qui attachent le cocon aux rameaux aux-
quels il doit être suspendu ; cela fait, le vers
construit son cocon en filant sa soie. Le fil qu'il
dépose est enduit d'une matière gélatino-gom-
meuse qui unit entre eux les divers tours qu'il
fait. C'est ce fil qu'il s'agit de dérouler dans le travail du filage. Pour y parvenir, on fait, comme
le dit Ramazzini, macérer les cocons dans l'eau
rendue bouillante au moyen d'un courant de vapeur d'eau, dans le but de dissoudre la matière
gommeuse. Pendant qu'ils subissent cette opération, la fileuse les agite, les bat, pour me servir
de l'expression technique, avec un petit balai de
bruguière, jusqu'au moment où la soie grossière
qui forme l'enveloppe extérieure ayant été enlevée
et le cocon ramolli par la dissolution de sa gomme,
le bout du fil de soie s'attache aux brins du petit
balai.

Le reste du travail est la partie la plus pénible,
sinon la plus fatiguante, parce qu'il exige une attention continuelle.

La fileuse, dès qu'elle a ramassé tous ses bouts
de soie, réunit les cocons au bord du bassin où
elle fait son opération, et n'en sépare que le
nombre nécessaire pour que leurs fils réunis for-
ment la grosseur de soie qu'elle doit obtenir. Le

dévidage s'opère seul, par le mouvement de rota-
tion du dévidoir, autour duquel la soie va se repo-
ser, et l'on voit le fil se dérouler de sur le cocon
en sens inverse de celui dans lequel le vers l'avait
disposé. Le travail de la fileuse consiste à renou-
veler les cocons à mesure qu'ils sont dépouillés de
leur soie, ou à ajouter le brin s'il vient à casser.
Elle est obligée, ainsi que je le disais tout à
l'heure, à une surveillance continuelle, et, comme
l'opération a toujours lieu dans l'eau bouillante,
les femmes employées à ce travail, ont devant-
elles un vase rempli d'eau froide dans lequel elles
plongent immédiatement, pour éviter de se brûler,
la main qui vient de toucher l'eau chaude.

Je dois ajouter ici que, lorsqu'elles filent des
cocons jaunes, on leur distribue environ la valeur
d'un litre d'eau dans laquelle on a écrasé des
chrysalides. Cette eau, versée dans les bassins
où sont les cocons, donne, disent les filateurs,
plus de consistance et de souplesse à la soie ; elle
a sur les fileuses une influence que nous étudie-
rons plus tard en la comparant à l'eau pure
dans laquelle on file les cocons blancs.

II.

Les femmes de tout âge sont employées aux
filatures, les enfants et celles d'un âge trop avancé
en sont seules exclues. Les ouvrières sont agglo-

mérées dans des usines où elles sont réunies depuis vingt, trente jusqu'à cent cinquante ou deux cents, car il est rare de trouver, comme autrefois, des ateliers composés de trois ou quatre bassins.

Ces usines sont, autant que possible, ouvertes de tout côté, afin que les courants d'air qui s'établissent, dessèchent promptement la soie à mesure qu'elle est filée.

Assises en travers, au devant du petit bassin (bassine) où elles travaillent, les fileuses sont obligées de se tourner, en se tordant sur elles-mêmes, de gauche à droite pour faire face à leur travail, qui dure depuis le point du jour jusqu'à l'arrivée de la nuit.

Le régime alimentaire des ouvrières des filatures roule à peu près toujours dans le même cercle, il est des plus vicieux. Elles se nourrissent, en général, de légumes secs, de pommes de terre ou de soupe dont le bouillon est fait avec un morceau de viande salée; un anchois, un oignon cru, un morceau de fromage composent le déjeuner de beaucoup d'entre elles, surtout de celles qui, venues des villages ou des campagnes des environs, sont obligées elles-mêmes de préparer, le soir après la journée de travail, la nourriture du lendemain. Elles ont presque toutes l'habitude de prendre le matin à jeûn, dès qu'elles sont rendues à l'atelier, du café à l'eau, et, pendant les chaleurs, elles se gorgent toute la journée d'eau froide.

Pendant les mois de juillet et d'août, elles font trois repas, qu'elles prennent pendant les deux heures et demie de repos qu'on leur donne en trois reprises ; quand les jours sont plus courts, c'est-à-dire vers le milieu de septembre, elles font deux repas seulement, et n'ont que deux heures de repos. Je ne comprends pas dans cette distribution des repas celui du soir, qui se prend après la journée.

Les ouvrières étrangères à la localité où se trouve la filature se réunissent plusieurs pour louer une chambre, souvent placée sous les combles et mal aérée, dans laquelle elles couchent sur de simples paillasses posées sur le sol.

Des circonstances aussi défavorables que celles que nous venons de faire connaître, doivent nécessairement porter leur funeste influence sur la santé des fileuses.

Il est un état morbide qui domine tous les autres dans la pathologie des femmes employées aux filatures, qu'une observation attentive montre à un degré plus ou moins marqué dans toutes leurs maladies, soit à titre d'élément constitutif, soit à titre de complication, et que l'on peut, en conséquence, regarder comme endémique dans les pays de filature ; cet état pathologique est la chlorose.

Je n'entreprendrai pas ici de discuter sur la nature de cette affection, pour savoir si elle est la cause ou l'effet des désordres menstruels qui l'ac-

compagnent, si elle est due à un état morbide
du tube digestif (F. Hoffman, Gardien, Chaussier
dans la thèse de Balard), ou à un état de vicia-
tion du sang (Blaud de Beaucaire, Andral). Une
pareille discussion m'entraînerait trop loin et serait
hors de propos.

Je regarde la chlorose comme un état morbide
complexe, dont la nature ne peut être précisée
dans l'état actuel de la science et qui peut être le
résultat de causes diverses qui affectent profondé-
ment l'organisme, et portent leur principale action
sur les systèmes sanguin et nerveux.

Tous les auteurs rangent parmi les causes de la
chlorose la vie sédentaire; Marshall-Hall l'a obser-
vée en Angleterre, dans les villes où les jeunes
sujets sont occupés la plus grande partie du jour
dans les manufactures (1); Balard et Thirial (2)
l'ont vu paraître par suite du défaut d'exercice et
du manque de soleil.

Dans un autre ordre de causes nous trouvons
l'usage des aliments lourds et compactes, gras,
salés, flatulents, âcres; l'influence des boissons
aqueuses, froides; l'usage du café, duquel Hoffman dit : « *Potus ille coffœ, nimis concentratus,*

(1) *Compendium de médecine pratique.* Art. *Chlorose.*

(2) Thèses de Paris, 1813 et 1833. La première est
attribuée à Chaussier.

varie quoque lædit humorum qualitatem, quorum læsio ob harmonium quæ fluida et solida intercedit, corporis pervertit, turbatque fonctiones quare etiam prima deponunt stamina ad nostram chlorosin (1). » Toutes ces causes se trouvent réunies chez les fileuses ; si nous y ajoutons la position gênée du corps, la fatigue d'une digestion pénible qui s'opère pendant le travail, nous ne serons pas étonnés de voir se développer chez elles la chlorose, qui se présente escortée des principales modifications morbides qui l'accompagnent.

L'aménorrhée, la dysménorrhée sont des maladies très-communes chez les filles qui fréquentent les filatures, que ces accidents soient idiopathiques ou qu'ils existent comme symptômes de l'état chlorotique ; l'époque de l'apparition de l'écoulement menstruel est, on le comprend, très-pénible chez ces jeunes filles ; on a vu, en effet, qu'elles se trouvent dans des conditions hygiéniques tout opposées à celles qui sont nécessaires à cette période critique : défaut d'exercice, mauvaise nourriture, travail excessif et sédentaire.

La gastralgie est un état morbide que l'on rencontre aussi souvent chez les fileuses. Comment pourrait-il en être autrement, lorsqu'ainsi que nous l'avons dit, l'alimentation est de mauvaise

---

(1) F. HOFFMAN, *De chlorosis indole*, etc. §. 16 (2ᵐᵉ supplément).

nature et que la digestion se fait pendant un travail pénible et dans une position forcée? Aussi cet état nerveux de l'estomac est-il chez les fileuses un symptôme presque constant de la chlorose.

Les ouvrières des filatures savent si bien à quoi s'en tenir sur ces diverses maladies, que souvent elles emploient les moyens appropriés pour les combattre sans avoir recours à leur médecin. Une d'entre elles, à qui je conseillais l'emploi des ferrugineux, me fit voir des pilules qu'elle composait elle-même et qu'une de ses amies lui avait appris à faire avec de la confiture dans laquelle elle incorporait de la limaille de fer. Au reste, cet agent thérapeutique uni à la canelle et l'eau ferrée au début, suivi, lorsque l'estomac est habitué à ces préparations insolubles, de l'emploi du sulfate de fer administré sous la forme de pilules de Blaud ou de Vallet, m'a habituellement réussi dans les cas où la forme chlorotique dominait dans les symptômes. Si, au contraire, ce qui se rencontrait quelquefois, surtout chez les filles qui, habitant ordinairement la campagne, arrivaient à la filature fortes et bien constituées, la suppression des menstrues était accompagnée de plénitude du pouls, de congestions vers la tête, que l'on observe assez souvent chez ces femmes par suite de leur exposition à la vapeur d'eau pendant tout le cours de la journée, les pédiluves sinapisés, les sangsues

appliquées aux malléoles ou au haut des cuisses
à l'époque menstruelle, la saignée de pied, si l'é-
tat pléthorique était plus prononcé, combattaient
momentanément les accidents les plus graves, mais
ne guérissaient pas toujours, car la cause qui les
procurait, le séjour dans la filature, était toujours
là avec tous ses inconvéniens.

Dans les cas où la gastralgie l'emportait sur les
autres symptômes, les ferrugineux associés aux
amers, tels que l'extrait de gentiane, la poudre
de colombo, l'infusion de quassia-amara, produi-
saient d'assez bons effets, si c'était l'atonie de
l'estomac qui prédominât; lorsqu'au contraire,
c'était la névralgie, j'ai obtenu d'heureux résultats de l'emploi, soit du cyanure de potassium ou
du sous-nitrate de bismuth associés aux moyens
précédents, soit de celui de l'opium administré à
l'intérieur ou par la méthode endermique; mais ici
encore il fallait se contenter de soulager les malades,
sans songer à les débarrasser entièrement de leurs
souffrances; les ouvrières ne se décident à quitter
la filature qu'à la dernière extrémité, et lorsque
la violence de la douleur les y contraint.

J'ai vu chez une fille de vingt-cinq ans, forte et
d'une bonne constitution, régulièrement menstruée,
une gastralgie, qui avait résisté à tous les moyens
indiqués en pareil cas, céder comme par enchante-
ment à l'application d'un vésicatoire à la région
épigastrique. Ce fait me rappelle celui que rap-

porte Sims dans son *Traité des maladies épidémiques* (1).

Il s'agit d'une gastralgie survenue à la suite d'un refroidissement subit et tellement intense que l'estomac ne pouvait supporter aucune espèce d'aliment, même liquide. Rien ne pouvait calmer les douleurs de la malade, jeune femme de vingt ans; après avoir essayé tous les moyens possibles, Sims fit appliquer à la région épigastrique un vésicatoire qui, au bout de quatre heures, soulagea tellement la malade que non-seulement elle put boire, mais encore prendre quelque nourriture. Les accidents reparurent lorsqu'au bout de dix heures, on enleva l'exutoire, pour disparaître de nouveau et définitivement par une seconde application longtemps prolongée. Le vésicatoire a agi dans ces cas-là en produisant un effet métasyncritique.

Les flueurs blanches que l'on observe si souvent chez les fileuses, peuvent bien être quelquefois sous l'influence de la chlorose, mais elles sont évidemment occasionnées par l'usage continuel que ces femmes font de chaufferettes fortement garnies, dès que le temps commence à devenir froid; celles qui sont symptomatiques de la chlorose, cèdent quelquefois au traitement employé contre cette maladie.

Les pays dans lesquels on se livre ordinairement

---

(1) Chap. III, page 67, traduction de Jaubert.

à l'industrie séricicole, sont des pays de montagnes où la scrofule est endémique et prépare de longue main le terrain sur lequel vont agir toutes les causes que nous avons étudiées, et qui produisent un effet d'autant plus notable, que les femmes qui y sont exposées habitent, une partie de l'année, la campagne, où elles mènent une vie très-active, qu'elles abandonnent pour venir se soumettre à toutes les conditions défavorables à leur santé, auxquelles elles sont exposées pendant la filature.

Je ne m'étendrai pas davantage sur l'étude des maladies générales des fileuses de soie, maladies qu'elles ont d'ailleurs de communes avec les autres femmes à profession sédentaire, et dans lesquelles le rôle du médecin est de parer aux accidents les plus graves ; la misère des fileuses et l'appât du gain les retenant dans l'usine tant que leur maladie n'offre pas de gravité, et les y rappelant dès que l'état de leurs forces leur permet de travailler.

III.

Il est une maladie particulière aux fileuses, que M. Potton, médecin de l'Antiquaille à Lyon, a, ainsi que je l'ai déjà dit, décrite dans un Mémoire présenté par lui à l'Académie impériale de médecine et sur lequel M. Patissier a lu un rapport dans la séance du 6 juillet 1852 ; cette maladie M. Potton la nomme *mal de vers* ou *de bassine*.

Avant d'en commencer l'étude, je dois prévenir mes lecteurs que, tout en conservant le nom de *mal de bassine*, je ne puis accepter celui de *mal de vers*, la présence de la chrysalide dans l'eau agissant à mes yeux plutôt pour garantir de la maladie que pour la produire, ainsi que j'espère le démontrer.

Le mal de bassine est caractérisé par l'éruption de vésicules qui se développent, ainsi que le dit M. Potton, « à la naissance des doigts, surtout dans l'intervalle qui les sépare, pour s'étendre peu à peu sur le dos et dans la paume de la main. »

Cette maladie, dès que l'ouvrière a travaillé quelques jours, débute par un léger érythème accompagné d'une assez vive démangeaison. Ordinairement la maladie, combattue dès que les premiers symptômes se manifestent par les moyens dont nous parlerons à propos du traitement, avorte et disparaît ; mais quelquefois, malgré l'emploi de tous ces moyens (et les fileuses ne les négligent presque jamais) ; la maladie continue sa marche ; l'on voit alors la rougeur érythémateuse augmenter tout en conservant ses caractères ; le prurit devient plus violent et est quelquefois insupportable ; les mouvements des doigts sont gênés. Cet état dure sept ou huit jours ; au bout de ce temps, si la fileuse continue à travailler,

on voit apparaître des vésicules arrondies, clair-
semées au début, mais augmentant bientôt en
nombre, elles ont la grosseur d'un grain de millet
et sont remplies de sérosité ; si, dans cet état, la
fileuse se rend encore à l'atelier, un sentiment
de cuisson violente et de douleur vive ne tarde
pas à se développer toutes les fois qu'elle appro-
che sa main de l'eau chaude (la main droite,
étant la seule avec laquelle les ouvrières des filatures travaillent, est aussi celle sur laquelle on
observe ordinairement l'éruption) ; les vésicules
éclatent, et la sérosité qu'elles contenaient s'épan-
che ; il se forme de légères croûtes qui au bout
de cinq ou six jours se détachent, sans laisser
d'autres traces de la maladie qu'une légère rougeur qui elle-même se dissipe bientôt.

Quelquefois la maladie n'est pas aussi bénigne
et il se présente des symptômes plus graves. On
voit le nombre des vésicules augmenter tous les
jours ; elles finissent par s'agglomérer et former
de véritables pustules ; la sérosité qu'elles con-
tiennent devient purulente ; elles envahissent peu
à peu toute la main à l'exception de l'extrémité
des doigts. Cet état dure environ une semaine ;
alors les pustules s'ouvrent, et le pus séreux dont
elles sont formées donne lieu, en se concrétant,
à des croûtes, d'un brun jaunâtre, qui tombent
au bout de quatre ou cinq jours, et laissent voir
la peau rouge et enflammée ; les traces de l'in-

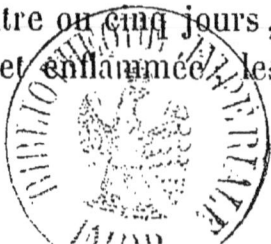

flammation disparaissent peu à peu et dans l'espace de quelques jours, si la fileuse a cessé son travail; car, dans le cas contraire, les douleurs vives et la cuisson ayant considérablement diminué, la rougeur persiste un peu plus longtemps, mais finit par disparaître spontanément, ainsi que le peu de douleur qui reste encore.

Il se passe dans l'éruption que nous venons de décrire quelque chose d'analogue à ce qu'on remarque dans l'*eczema*, soit dans son développement primitif, soit lorsqu'on le voit aller du second au troisième degré, devenir d'*eczema rubrum*, *eczema impetige-nodes*(1). Le mal de bassine et l'eczema ont d'ailleurs entre eux quelques autres rapports. On trouvera, en effet, beaucoup de points communs si l'on compare la description que nous venons de donner de l'un avec celle que Cazenave et Schedel donnent de l'autre; la première période de l'éruption des fileuses se rapporte à l'eczema rubrum, dont les auteurs que nous venons de citer disent que « l'éruption « est ordinairement précédée et toujours accom- « pagnée d'une chaleur et d'une tension bien « marquées, la peau est enflammée; plus tard, on « distingue de véritables vésicules qui bientôt, « ayant acquis leur entier développement, ap- « paraissent sous la forme et avec la grosseur de

---

(1) Cazenave et Schedel. *Abrégé pratique des maladies de la peau*, p. 137. 1847.

« la tête d'une petite épingle. » Comme celles du
mal de bassine, les vésicules de l'eczema se crè-
vent et laissent échapper un liquide séro-purulent.

Il arrive souvent, que l'eczema se présente
avec des caractères qui tiennent à la fois, des
affections vésiculeuses et des affections pustuleu-
ses; il prend alors le nom d'*impetigenodes*, et nous
rappelle la seconde période du mal de bassine. On
trouve encore un autre point de ressemblance entre
ces deux éruptions dans le siége qu'elles occupent.
« L'eczema se montre surtout dans l'intervalle
« des doigts, où, fixé quelquefois exclusivement,
« il peut très-bien en imposer pour la gale (1). »

Il existe, on vient de le voir, tant de points de
contact entre la maladie que nous étudions et l'eczema, qu'au premier abord on serait tenté de regarder la maladie des fileuses comme une vérita-
ble éruption eczemateuse, due à une cause particulière, absolument comme celles que l'on appelle
gale des boulangers et *gale des épiciers;* mais
« aucune de ses affections cutanées ne possède le
« cachet spécial de l'éruption vésiculo-pustuleuse
« des fileuses de cocons, sa durée fixe, déterminée,
« sa marche toujours aiguë et rapide (2). » On

---

(1) Cazenave et Schedel. *Op. cit.*, p. 136.

(2) Patissier. *Rapport sur le Mémoire de M. Potton,
Bulletin de l'Académie de médecine*, t. XVII, No 19,
p. 816.

verra d'ailleurs, quand nous parlerons du traitement, que là se trouve entre elles une différence
assez grande pour qu'on ne doive pas les confon-
dre. Ce qui guérit l'eczema est sans résultat, souvent même en produit un négatif dans l'éruption
des fileuses (1).

M. Potton, dans son mémoire, parle d'un troisième degré de cette maladie, dans lequel à la
suite des accidents locaux que je viens de décrire,
se montrent des symptômes généraux fort graves,
qui apparaissent lorsque la maladie locale a déjà
produit les plus grands désordres dans la main et
dans tout le bras ; je n'ai jamais été à même d'observer cette troisième forme du mal de bassine,
circonstance que j'attribue à une modification im-
portante que, dans l'intérêt des produits de leur
industrie, les filateurs ont apportée dans la manière
de filer, et de laquelle je parlerai dans un instant
en étudiant les causes qui produisent l'éruption
des fileuses.

Il m'est impossible d'indiquer d'une manière
exacte et précise la cause qui produit le mal de
bassine. Comme M. Potton, je l'ai longtemps attribuée à la présence de la chrysalide dans l'eau
de la bassine ; comme lui, j'ai pensé qu'un commencement de fermentation putride, « une dé-
« composition que le temps a fait subir progres-

_____

(1) *Naturam morborum ostendit curatio.*

« sivement au corps de l'animal (1), » depuis
l'époque où le cocon apporté à la filature est étouffé
à la vapeur d'eau chaude jusqu'à celui où il est
filé, pourraient bien être la cause de cette éruption ; mais l'expérience et les renseignements que
j'ai pris, soit auprès des médecins à qui leur position a permis comme moi d'observer cette maladie (2), soit auprès des filateurs ou des ouvrières,
sont venus renverser de fond en comble les idées
que je m'étais formées, et m'ont forcé à chercher
ailleurs la cause de la maladie.

Depuis quelques années, ainsi que je le disais
tout à l'heure, on distribue à chaque fileuse,
lorsqu'elle travaille avec des cocons jaunes, environ un litre d'eau, que l'on renouvelle de
temps en temps dans la journée et dans laquelle
on a écrasé des chrysalides. Si l'on admet la présence de celles-ci dans l'eau comme cause de la
maladie, soit qu'elles possèdent par elles-mêmes
quelque principe délétère, soit par l'altération que
le temps leur a fait subir, il est certain qu'elles
devraient agir bien plus énergiquement lorsqu'elles

---

(1) Patissier. *Op. cit.*, p. 810.
(2) M. le docteur Serre, d'Alais, qui m'a fait l'honneur
de me communiquer ses observations, pense que la cause
de la maladie est purement thermométrique et ne reçoit
par conséquent aucune influence de l'eau de chrysalides.
Je regrette de ne pas pouvoir partager entièrement l'opinion de ce savant observateur.

sont divisées par la trituration et que les matières organiques et putrides dont elles sont composées sont tenues en dissolution dans l'eau ; et, dans cette supposition, M. Potton a pu dire : « Elle « (la fileuse) écrase souvent les corps entre ses « doigts, le détritus de l'animal se trouve en « quelque façon exprimé contre les pores de la « peau. Par ces manœuvres réitérées, on conçoit « que si un virus existe, il est impossible que « l'inoculation ne s'opère pas (1). »

C'est cependant tout le contraire qui arrive. Bien des filateurs m'ont assuré que, depuis l'emploi de l'eau chargée de suc de chrysalides, la maladie avait beaucoup diminué, soit en fréquence, soit en intensité. C'est à cette circonstance que j'attribue de n'avoir jamais eu à observer le troisième degré du mal de bassine, que M. Potton décrit dans son mémoire. D'un autre côté, je me suis assuré par moi-même que les fileuses redoutent avec raison, pour leurs mains, d'avoir à filer les cocons blancs, pour lesquels on ne se sert que de l'eau pure souvent renouvelée. C'est surtout pendant le temps où les ouvrières sont employées à filer ces cocons que l'éruption vésiculo-pustuleuse se manifeste; c'est principalement à cette époque que je l'ai vue à son plus haut degré d'intensité. Et il est une circonstance à noter :

---

(1) Patissier, *Op. cit.*

l'époque où l'on file les cocons blancs est celle des plus beaux jours, pendant les mois de juillet et d'août, immédiatement après la récolte ; elle est de courte durée dans le pays où j'ai observé la maladie, tandis que la filature des cocons jaunes dure presque toute l'année.

Comment agit l'eau de chrysalides pour préserver de l'éruption la main des fileuses? Je ne saurais le dire; l'analyse chimique pourrait peut-être nous démontrer si elle ne contiendrait pas quelque principe par lequel on pût se rendre compte de cet effet qui, pour moi, est certain.

Tout ce que je puis dire aujourd'hui, c'est que les fileuses aiment mieux supporter l'odeur infecte de l'eau de chrysalides que de filer des cocons blancs; une ouvrière me disait, il n'y a encore que quelques jours, qu'elles trouvent cette eau plus douce à la peau, et peuvent presqu'impunément y plonger la main quoiqu'elle soit bouillante, tandis que l'eau pure avec laquelle on file les cocons blancs, leur fait éprouver une sensation pénible, qu'elle est *aigre,* pour me servir de l'expression que cette femme employait pour rendre sa pensée.

Cette eau, chargée de matières animales, donne, je l'ai déjà dit, à la soie plus de souplesse et plus de consistance ; elle l'empêche de se *crêper*, ainsi que me le disait un filateur, elle la rend plus vive, si je puis ainsi parler. Ne serait-il pas possible

qu'elle agit sur la peau, en la lubréfiant à la
manière des corps gras, la préservant ainsi de
l'impression brusque de l'eau chaude et de l'eau
froide, et en neutralisant la cause à laquelle, on
va le voir, j'attribue le mal de bassine?

L'influence délétère du filage, que M. Potton fait
dépendre de la chrysalide, ne serait-elle pas plutôt
due à la matière gommeuse dont le vers entoure la
soie au moment où il la sécrète pour faire son cocon,
et qui lui sert à unir ensemble les diverses couches
de son fil et à donner plus de solidité à la coque
dans laquelle il s'enveloppe, ainsi que je l'ai dit
en commençant ; c'est surtout dans ce sens-là que
l'on peut dire, avec M. Potton, « que le manuel
« opératoire et l'eau chaude sont les causes inter-
« médiaires, les éléments qui facilitent la puis-
« sance déterminante, » puisque cette eau est
destinée à dissoudre le corps agglutinatif qui lie
les fils de soie les uns aux autres, et qui donne la
consistance au cocon ; corps agglutinatif que je
regarde comme la cause déterminante de la maladie, et dont l'action est, je crois, neutralisée par
les molécules de la chrysalide écrasée dans l'eau.
Car si, comme le pense le médecin de l'Antiquaille,
le contact du vers lui-même était la cause de
l'éruption vésiculeuse des filatures, on observe-
rait quelquefois cette maladie sur les mains de
ceux qui sont chargés de les écraser et de distri-
buer aux fileuses l'eau qui résulte de ce broie-

ment, ou encore, de ceux qui les transportent et les manient pour les faire sécher (1), et ces individus n'en ont jamais été atteints, même au degré le plus léger.

L'immersion brusque, alternative et si souvent répétée pendant toute la journée de la main droite dans l'eau chaude et dans l'eau froide apporte d'ailleurs à la peau de l'organe qui y est soumis une modification quelconque qu'il m'est impossible de préciser, mais qui n'est pas moins réelle, puisque les filateurs ont observé que « la qualité « de l'eau que l'on emploie est pour quelque chose « dans la production de cette affection ; ainsi les « eaux vives la produisent plutôt que les eaux « douces ou de rivière (2) ; » bien plus, il paraît que si le feu qui produit la vapeur d'eau est mal conduit, si le foyer est mal nettoyé des résidus de charbon, l'eau des bassines produit une douleur plus vive, et avant deux jours les fileuses se plaignent du mal (3).

---

(1) Lorsque les chrysalides ont été entièrement dépouillées de leur soie, les filateurs les vendent à des entrepreneurs, qui les transportent sur des charrettes loin de la ville pour les étendre et les faire sécher ; après que la dessiccation est complète, on les expédie dans le département du Var pour y être employées, à ce que l'on croit du moins, comme engrais pour les fleurs.

(2) Lettre du docteur Triaire, de Sumène (Gard), médecin aussi consciencieux qu'éclairé.

(3) Ce dernier renseignement m'a été fourni par

IV.

Quels sont maintenant les moyens à employer pour combattre et faire disparaître le mal de bassine ? Quels moyens prophylactiques doit-on mettre en usage pour l'empêcher de se développer, si c'est possible? Dans les premiers temps où je fus appelé à voir des malades porteuses de cette éruption (ce qui était assez rare et n'arrivait que quand les fileuses étaient atteintes d'autres maladies, car, ainsi que je l'ai déjà dit, elles se soignent elles-mêmes dès qu'elles ont un commencement de rougeur et de démangeaison aux mains), je vis là une simple irritation locale, et je conseillai des manuluves émollients ou rendus calmants par une décoction de feuilles de jusquiame, des boissons rafraîchissantes ou légèrement acidulées ; mais la maladie suivait sa marche sans que je visse aucun symptôme s'amender ; les bains narcotiques calmaient à peine un peu le prurit. Les fileuses d'ailleurs n'employaient ces moyens qu'avec la plus grande répugnance, et revenaient bientôt à l'emploi de ceux dont elles ou leurs compagnes s'étaient toujours bien trouvées, me disaient-elles.

Le traitement qu'elles emploient, d'ailleurs fort

M. Bruguière, maire de la ville de Ganges et l'un des premiers industriels du pays.

simple, consiste en des décoctions astringentes, telles surtout que l'écorce de grenadier bouillie dans du vin sucré, quelquefois dans une dissolution d'alun ; mais le plus grand nombre a recours aux acides végétaux qui sont à leur portée, le vinaigre, le jus de citron. Il en est un parmi ceux-ci qui est, non sans raison, réputé très-efficace par les fileuses ; c'est le verjus, sous l'influence duquel la maladie disparaît très-promptement quoiqu'elle ait atteint un degré assez avancé. J'ai vu une femme chez laquelle l'éruption, qui datait d'environ dix jours, avait envahi une partie de la paume de la main, et avait tous les caractères de la forme pustuleuse. Le soir, en se couchant, elle se lava les parties malades avec du verjus ; cette lotion fut suivie d'un sentiment de cuisson très-violente ; mais le lendemain les croûtes nombreuses qui existaient s'étaient desséchées et commençaient à se détacher ; le matin, nouveau lavage à l'acide, cuisson encore très-violente quoiqu'un peu moindre ; le soir, une troisième lotion eut lieu, et le lendemain les croûtes étaient entièrement détachées et la peau ne conservait qu'une rougeur érytémateuse. Il ne faudrait pas conclure de ce fait que le verjus agit toujours avec la même promptitude ; mais je n'ai pu résister au désir de le mentionner pour faire voir combien l'emploi de ce moyen est rationnel chez les fileuses.

Les ouvrières ont recours aux divers agents

que je viens d'énumérer dès qu'elles éprouvent les premières atteintes du mal et le font ainsi très-souvent avorter.

Mon attention ayant été appelée sur ces moyens thérapeutiques, je ne les ai jamais vus être infidèles dans les cas où j'ai été à même de les conseiller, ce qui est arrivé rarement, les fileuses sachant bien qu'elles se délivrent de leur mal par l'emploi des acides, sans avoir recours à leur médecin.

Les acides agissent ici en vertu de leur propriété tonique astringente ; ces derniers moyens (les astringents), que l'on retrouve, nous l'avons dit, dans la médecine populaire des fileuses, produisant les résultats les plus favorables, dans des cas analogues, lorsque l'inflammation est superficielle, ainsi que l'a fait remarquer M. Gibert, à propos de la discussion, au sein de l'Académie, du mémoire de M. Potton.

MM. Trousseaux et Pidoux, dans leur *Traité de thérapeutique et de matière médicale*, disent (1) « que les acides resserrent, condensent, tannent « les tissus et en soustraient l'humidité ; » leur emploi est donc parfaitement indiqué dans une maladie qui a sans doute une cause spéciale, mais dont le développement est encore favorisé par

---

(1) Tome I, page 186, 2ᵐᵉ édition.

des circonstances qui, comme le contact de l'eau chaude, ramollissent et relâchent les tissus.

Ainsi que je l'ai dit, on voit la différence immense qu'il y a pour le traitement entre le mal de bassine et l'éruption à laquelle je l'ai comparé ; ici, tous les moyens à employer sont des agents locaux, les moyens généraux sont au moins inutiles. Dans l'eczema, au contraire, c'est à un traitement interne et général que l'on a recours d'abord (1).

Disons un mot, en finissant, de la marche à suivre pour préserver, si c'est possible, les fileuses du mal de bassine. Elles ont recours, pour s'en garantir, aux moyens qui les guérissent habituellement, et obtiennent les meilleurs effets des lotions faites le soir en se couchant avec les acides végétaux ; mais rien ne réussit mieux que l'eau de chrysalides ajoutée à l'eau pure, ainsi que j'espère l'avoir démontré. Et si, comme je le pense, avec tous les filateurs et notamment avec M. Bruguière, qui m'écrit : « Tout ce qui contribue a adoucir la vivacité de l'eau doit avoir une propriété, sinon curative, au moins préservatrice, » qu'il me soit permis d'espérer, que la chimie découvrira quelque moyen qui, tout en neutralisant l'effet pernicieux de la matière gommeuse du

---

(1) Cazenave et Schedel. *Op. cit.*, page 147. — Biet, art. *Eczema*, *Dict. en 30 vol.*, tome II, page 194.

cocon., rendra l'eau plus douce et plus onctueuse,
en lui conservant néanmoins toute sa pureté, ce
qui permettra de l'employer pour les cocons
blancs, contre lesquels il faut surtout agir, puisque dans le filage des jaunes le remède se trouve
à côté de la cause du mal.

V.

Après avoir parlé des maladies dont sont géné-
ralement atteintes les fileuses, il me reste à dire
un mot d'un fait qui n'a encore, je pense, été observé par personne. Si je me décide à le mettre au
jour, ce n'est qu'avec la plus grande réserve et seulement à cause du désir que j'aurais de le voir étudier
par des médecins placés, dans des conditions favorables. Je reviendrai sur son étude, si je puis un
jour appuyer mon opinion d'observations et de
renseignements plus nombreux et plus précis.

Dans les premiers temps de mon séjour à Ganges, je fus frappé du petit nombre de maladies des
organes pulmonaires que l'on rencontrait chez les
fileuses, et je me demandai souvent la cause de
cette immunité. Après y avoir longtemps réfléchi,
je me crus autorisé à penser que l'atmosphère des
filatures, chargée d'émanations animales, pourrait
bien ne pas y être étrangère, surtout lorsque je
voyais les fileuses travailler dans des espèces de
hangars, exposées à toutes les vicissitudes du

temps. L'air que l'on respire dans les usines ne mettrait-il pas les ouvrières à l'abri des maladies des organes respiratoires par l'absorption des matières animales qu'il tient en suspension (1), comme on l'a dit de celui des étables à vaches, de celui des marais ; ou par celle de quelqu'un des éléments chimiques qu'il contient, ainsi qu'on l'a observé des vapeurs sulfureuses ou de chlore?

Me méfiant de mes observations sur un sujet aussi important, je tâchai de les contrôler par celles d'hommes que leur expérience et leur position mettaient à même d'avoir remarqué les mêmes faits, et je fus assez heureux pour que ce qu'ils avaient vu s'accordât avec ma manière de voir.

M. le docteur Triaire, de Sumène, et M. Bruguière, maire de la ville de Ganges, à l'obligeance desquels je dois, ainsi qu'on l'a vu, plusieurs renseignements, m'écrivaient, le premier : « Il « m'a paru aussi, et cette remarque a été faite « par plusieurs filateurs, que les affections de « poitrine étaient modifiées par la respiration des « vapeurs qui s'élèvent des bassines, et que les « personnes atteintes de maladies des organes « respiratoires étaient moins fatiguées lorsqu'el-

---

(1) La vapeur d'eau qui s'élève dans les filatures a une odeur *sui generis* très-désagréable, et qui s'attache fortement aux vêtements des ouvrières.

« les étaient employées à filer les cocons ; » le second : « Depuis que nos jeunes filles aspirent « habituellement les émanations de l'eau de chry- « salides, elles ne sont plus sujettes aux maladies « de consomption, jadis très-fréquentes dans notre « ville. Je livre ce fait à votre appréciation, « tenez-le pour constant. »

En présence d'opinions aussi concluantes et conformes aux miennes, je n'ai plus hésité à faire connaître ce que je crois avoir découvert et que je livre d'ailleurs, sans autre explication, à l'appré- ciation des médecins qui habitent des pays sérici- coles, et de ceux qui à l'avenir voudront diriger leurs recherches dans cette direction. Heureux si, leurs observations confirmant les miennes, j'ai mis sur la voie d'acquérir un nouveau fait à la science médicale !

POST-SCRIPTUM.

M. le docteur Pioch, de Valleraugue (Gard), qui a eu la bonté de me communiquer son opinion sur l'éruption des fileuses, pense, comme moi, que l'eau de chrysali- des agit à la manière des corps gras, et que la maladie diminue sous son influence. Quant à sa cause, il l'attri- bue à la présence, dans l'eau des bassines, de *l'oxyde de cuivre* dont se chargent la vapeur et l'eau froide en séjournant dans les conduits de cuivre qui les amènent de la chaudière ou du réservoir jusqu'à la fileuse. La manière de voir du médecin de Valleraugue me fait en- core désirer plus vivement que l'analyse chimique, ainsi que je le disais page 23, vienne éclairer d'un nouveau jour la question qui m'occupe.

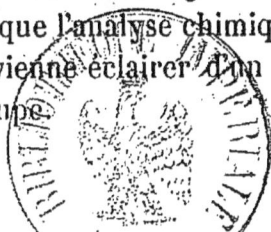